Note sur les Éruptions généralisées rouges et desquamatives,

par M. le Dr L. Brocq.

(Communication faite au Congrès de Dermatologie et de Syphiligraphie, tenu à Paris en août 1889.)

En dehors des fièvres éruptives classiques, il est toute une grande catégorie de dermatoses encore assez mal connues que caractérisent, au point de vue objectif, une rougeur généralisée du derme et une desquamation plus ou moins abondante de l'épiderme. Ces faits ont été décrits sous les noms les plus divers; mais c'est surtout sous l'étiquette de pityriasis rubra qu'ils ont été publiés depuis les travaux de Devergie et de Hebra. Ce sont les érythrodermies exfoliantes de M. le docteur E. Besnier.

Nous croyons avoir démontré, après quelques autres dermatologistes, que ce groupe n'est pas homogène. Voici, d'après nous, quelles sont les principales dermatoses qui peuvent présenter ce syndrome.

Nous distinguerons tout d'abord les trois affections suivantes qui ont bien leur individualité propre :

1° Le *pityriasis rubra pilaris* de Devergie-Besnier-Richaud, maladie bien définie comme symptomatologie et comme histologie, qui nous parait se rapprocher beaucoup du psoriasis. C'est le lichen psoriasis et le lichen ruber de certains auteurs anglais et américains. Il ne revêt d'ailleurs ni constamment, ni à toutes ses périodes, l'aspect d'une éruption généralisée rouge et desquamative.

2° La *lymphodermie pernicieuse* de M. le professeur Kaposi, et probablement *certaines variétés eczématiformes généralisées de mycosis fongoïde*, affections encore assez mal connues, mais que l'on commence déjà à savoir diagnostiquer.

3° Les *éruptions généralisées rouges et desquamatives d'origine artificielle*, médicamenteuses pour la plupart, et qui résultent soit d'applications de topiques à la surface de la peau, soit d'ingestion de certaines substances, soit d'auto-infections. Cette classe d'érythèmes scarlatiniformes médicamenteux est fort importante, et plus je l'étudie, plus je suis convaincu que la plupart des érythèmes scarlatiniformes desquamatifs récidivants ou non récidivants décrits jusqu'à ce jour ont une origine artificielle.

Nous croyons devoir encore mettre à part deux autres groupes d'éruptions généralisées rouges et desquamatives; ce sont :

4° Les *poussées aiguës et généralisées qui se produisent assez souvent dans le cours d'un eczéma, d'un psoriasis, beaucoup plus rarement d'un lichen planus*, et qui n'ont d'ordinaire ni une très longue durée, ni une généralisation absolue, ni une évolution cyclique; il est presque toujours possible de retrouver dans ces cas, avec quelque soin, l'élément caractéristique de la dermatose antérieure.

5° Les *herpétides exfoliatives* de Bazin qui surviennent chez des sujets débilités, depuis longtemps atteints de dermatoses rebelles, telles que l'eczéma, le psoriasis, le pemphigus, peut-être le lichen planus et le pityriasis rubra pilaris.

Si nous laissons de côté tous les faits dont nous venons de parler, nous nous trouvons en présence d'éruptions généralisées rouges et desquamatives dites essentielles qui ne rentrent dans aucun des cadres morbides précédents et dont l'étude est encore tout à fait incomplète. Ce sont eux auxquels on pourrait avec une apparence de raison conserver le nom générique de pityriasis rubra. Il est probable qu'on les classera peu à peu en un certain nombre de variétés distinctes; quoi qu'il en soit, voici quelles sont les formes morbides que nous croyons dès maintenant pouvoir admettre :

1° *Érythème scarlatiniforme desquamatif ou dermatite exfoliative aiguë bénigne;*

2° *Dermatite exfoliative généralisée proprement dite ou subaiguë;*

3° *Dermatite exfoliative généralisée chronique;*

4° *Pityriasis rubra grave de Hebra;*

5° *Pityriasis rubra subaigu bénin.*

1° *Érythème scarlatiniforme desquamatif ou dermatite exfoliative aiguë bénigne.* — Nous désignons sous ce nom une sorte de pseudo-exanthème caractérisé par un début assez franc, fébrile, simulant celui de la scarlatine, par une éruption d'un rouge intense, uniforme, qui tend rapidement à se généraliser, et par une desquamation sèche, lamelleuse, fort abondante, composée de squames de grandeurs variables, suivant les divers points du corps, et qui commence à se produire bien avant la disparition de la rougeur.

La guérison survient d'ordinaire en deux à six semaines. Les cheveux et les ongles peuvent être atteints, ils tombent parfois, mais ce n'est pas la règle. Cette dermatose peut récidiver plusieurs fois et, dans ce cas, les poussées successives semblent devenir de moins en moins longues et sévères.

2° *Dermatite exfoliative généralisée proprement dite ou subaiguë.* — Nous désignons ainsi, avec notre excellent et très honoré maître, M. le docteur E. Vidal, une maladie générale qui ne semble pas être contagieuse, et qui a une évolution cyclique (périodes d'augment, d'état et de déclin). Elle est fébrile dans ses deux premières périodes avec maximum vespéral. Le début est parfois soudain, rapide, plus souvent insidieux ; on voit apparaître une ou plusieurs taches rouges, prurigineuses, qui s'étendent et se généralisent à tout le corps en deux ou dix jours. A la période d'état, les téguments dans leur totalité sont envahis par une rougeur intense ; ils sont un peu épaissis, quelquefois même lardacés et comme tendus ; quelques jours après l'apparition de la rougeur, l'épiderme s'exfolie, et, dès lors, commence une abondante desquamation de fines lamelles nacrées, sèches, de dimensions très variables, mais qui ont en moyenne sur le tronc et les membres de 2 à 3 centimètres de long sur 1 centimètre à 1 centimètre 1/2 de large ; elles se recouvrent parfois comme des tuiles de toit.

Les poils tombent presque toujours en totalité ou en partie ; il en est souvent de même des ongles, qui sont tout au moins altérés et présentent de profonds sillons transversaux. A certaines périodes de la maladie et en certains points du corps, surtout vers les plis articulaires, il peut se produire un suintement plus ou moins abondant et fétide, et dès lors l'éruption ressemble à l'eczéma. On voit parfois survenir des bulles pemphigoïdes, des pustules, des furoncles, etc... Les démangeaisons sont presque constantes, il en résulte des excoriations et du suintement. Les malades éprouvent aussi assez souvent une sensation pénible de cuisson ou de chaleur ; ils ont froid dès qu'on les découvre. Les muqueuses peuvent être prises, les ganglions sont souvent tuméfiés.

Comme complications notées, nous signalerons les anthrax, les abcès tubériformes ou profonds, les phlegmons, les eschares, la surdité, l'iritis, les manifestations articulaires, les endocardites, les paralysies partielles, les paraplégies, l'obnubilation intellectuelle.

Quand elle est bénigne, la maladie évolue en trois ou quatre mois ; quand elle est intense, en cinq ou six mois ; quand elle est prolongée par des complications graves ou des poussées successives, elle met six à dix mois et même un an pour arriver à la guérison complète. Elle peut se terminer par la mort vers le troisième ou quatrième mois, avec diarrhée, épuisement graduel ou complication grave, surtout du côté des poumons.

Les rechutes et les récidives sont possibles.

On voit donc que l'érythème desquamatif scarlatiniforme est l'affection qui se rapproche le plus de la dermatite exfoliative ; on a pu le considérer avec quelque raison comme une dermatite exfoliative au petit pied et de courte durée. Il existe, d'ailleurs, des faits d'érythème scarlatiniforme desquamatif prolongé avec chute des poils et des ongles qui constituent des faits de passage entre les formes légères de la dermatite exfoliative généralisée proprement dite et les formes communes de l'érythème scarlatiniforme desquamatif.

3° *Dermatite exfoliative généralisée chronique.* — Je crois pouvoir, dès maintenant, décrire, à côté de la forme typique ou subaiguë de la dermatite exfoliative généralisée, une forme chronique de la même affection. Le fait suivant, que je dois à la parfaite obligeance de mon excellent et très honoré maître, M. le professeur Fournier, et que j'ai observé dans son service en 1883, peut en être considéré comme un exemple des plus nets. Il fixe, ce me semble, les principaux caractères cliniques de cette forme morbide.

Le 12 mai 1883, entre au n° 70 de la salle Saint-Louis, service de M. le professeur Fournier, un homme âgé de cinquante ans, sellier, sans aucun antécédent morbide ni personnel, ni héréditaire. L'éruption dont il est atteint a débuté il y a trois ans par de simples démangeaisons aux jarrets. Le malade s'est gratté, et il est survenu, à la suite du grattage, de la rougeur, du suintement et des croûtes. La lésion est restée ainsi cantonnée aux mollets pendant quatorze mois. Puis elle s'est graduellement étendue, a gagné les cuisses, le tronc et enfin la tête. Lors de son entrée à l'hôpital, il y a déjà quatre mois que la généralisation est absolue. Sur le tronc et la face, il n'y a jamais eu ni vésicules ni suintement.

Le malade est grand, vigoureux, a bon appétit, et toutes ses fonctions s'exécutent parfaitement bien. Le corps tout entier, y compris la paume des mains, la plante des pieds et le cuir chevelu, est d'un rouge vif. Les téguments ne sont pas douloureux à la pression, mais prurigineux, et sont un peu épaissis ; ils sont recouverts de squames larges, sèches, nacrées, transparentes, dont quelques-unes atteignent, sur le tronc et les membres, les dimensions de 3 centimètres sur 1 centimètre 1/2. Celles de la figure et du cuir chevelu sont plus petites. Elles adhèrent d'ordinaire par un de leurs bords, flottent par le reste de leur étendue et sont disposées perpendiculairement à l'axe du membre sur les bras, parallèlement à cet axe sur les avant-bras. Elles ne s'imbriquent pas, mais elles laissent entre elles des intervalles variables, au niveau desquels on voit le derme d'un rouge vif. Tous les matins, on recueille dans le lit une grande quantité de squames.

Sur la face dorsale des mains et des pieds se voient des fissures transversales d'un rouge brun, sèches, assez profondes et douloureuses. Depuis la guerre de Crimée, le malade a perdu les cheveux du sommet de la tête. Mais depuis deux mois, ceux des régions latérales du cuir chevelu commencent à tomber. Il en est de même de la barbe, des sourcils, des cils, des poils du corps. Les ongles des pieds et des mains sont épaissis, d'un jaune un peu brunâtre, soulevés par des productions cornées irrégulières ; ils sont rugueux et sillonnés de stries blanchâtres longitudinales, au niveau desquelles ils ont perdu leur poli et semblent être en desquamation.

Les ganglions inguinaux sont tuméfiés, durs et indolents ; ceux des aisselles, quoique moins volumineux, sont également hypertrophiés. Il n'y a pas d'albumine dans les urines, pas de fièvre.

Le 23 mai, il se produit un léger mouvement fébrile et une sorte de poussée inflammatoire à caractère eczémateux. Le cuir chevelu, la face, les membres inférieurs, se tuméfient et suintent quelque peu. Dès le 29 mai, toutes ces régions reprennent leur aspect habituel ; mais il persiste de l'œdème de la jambe gauche et des pieds, qui sont douloureux et ne permettent pas au malade de marcher.

Au mois de juin, il se produit des abcès multiples sous-cutanés.

En août, on note que les téguments sont épaissis, quelque peu rigides ; mais, en somme, l'aspect est à peu près semblable à ce qu'il était lors de l'entrée. De temps en temps, il survient de légers mouvements de fièvre, surtout vers le soir. Le thermomètre monte à 38°,5 ; le pouls est à 108. Le malade perd les ongles des mains ; il a un peu d'amblyopie. A mesure que la dermatose se prolonge, on voit distinctement une teinte brunâtre foncée, pigmentaire, qui se développe de plus en plus sur les téguments.

Dans le courant de novembre, l'état commence à s'améliorer. Aussi le malade quitte-t-il l'hôpital le 27 novembre. Ce n'est cependant que vers la fin de janvier 1884 que la desquamation, la rougeur et l'infiltration des téguments disparaissent. Les pigmentations brunâtres persistent jusqu'au commencement de 1885. Ce n'est qu'à cette époque, près de cinq ans après le début de son affection, que le malade recouvre complètement la santé. L'amblyopie et la surdité ont disparu ; les cheveux des régions temporales et occipitales, les sourcils, les cils, la barbe, ont repoussé ; les ongles se sont reformés, à l'exception de celui de l'index droit, qui est définitivement détruit.

Depuis lors, le malade est resté indemne de toute autre lésion cutanée ; sa santé s'est conservée parfaite ; il a repris toute sa vigueur première, et j'ai pu constater encore son excellent état général et local le 14 juillet 1889.

La première idée que l'on a, en parcourant cette observation, c'est qu'il s'agit d'un eczéma primitif qui s'est secondairement compliqué soit d'une poussée aiguë généralisée de la même dermatose, soit d'une dermatite exfoliative. Or, je ne crois pas qu'une pareille interprétation soit exacte. Je ne pense pas que l'on soit fondé à soutenir que, pendant sa première période ou période eczématiforme, l'éruption ait été de l'eczéma vrai, par cela seul qu'elle avait l'aspect extérieur de l'eczéma, car certaines dermatoses peuvent simuler longtemps l'eczéma avant de revêtir leurs caractères distinctifs, et je me bornerai, pour prouver la réalité de ce fait, à rappeler ce qui se passe dans le mycosis fongoïde. D'autre part, on ne peut faire de cette érythrodermie une poussée aiguë entée sur un eczéma ordinaire, car la durée de l'affection a été beaucoup trop longue, la généralisation trop absolue, les symptômes généraux et locaux trop graves. On ne peut, ce me semble, en faire une herpétide exfoliative développée chez un eczémateux, car l'éruption actuelle a été la première manifestation cutanée qu'ait eue le malade, et le grand caractère de l'herpétide exfoliative est de se développer peu à peu chez des sujets affectés d'une dermatose invétérée après plusieurs atteintes de cette dermatose.

Je ne crois pas non plus qu'on puisse considérer ce cas comme une dermatite exfoliative ordinaire entée sur un eczéma. Il me paraît évident, d'après la marche si progressive de la maladie, qu'il s'est toujours agi, depuis le commencement jusqu'à la fin, d'une seule et même dermatose qui a eu sa période d'augment, d'état et de déclin ; et je ne saurais admettre, s'il y avait eu une dermatite exfoliative, affection nouvelle, greffée sur un eczéma préexistant, qu'après la disparition de la dermatite exfoliative le malade n'ait pas eu quelque vestige ou quelque poussée nouvelle de son eczéma. Or, nous savons que, depuis le commencement de 1884, le malade n'a plus eu la moindre éruption.

Je pense donc que l'on doit envisager ce cas comme une forme chronique de dermatite exfoliative. Nous y trouvons : 1° une période de début fort longue, pendant laquelle l'affection simule l'eczéma et s'étend progressivement ; 2° une période également très longue d'état, pendant laquelle elle présente les principaux caractères objectifs de la dermatite exfoliative typique, rougeur absolument généralisée et infiltration du derme, desquamation incessante et très abondante en grandes lamelles, chute des poils, lésions et chute des ongles, engorgements ganglionnaires, complications telles qu'abcès, amblyopie, surdité, etc.; 3° enfin, une période de déclin, pendant laquelle la desquamation et la rougeur disparaissent peu à peu en laissant une pigmentation brunâtre, laquelle ne s'efface que fort lentement.

4° *Pityriasis rubra chronique, type Hebra.* — Tout le monde connaît la description que Hebra a donnée de son pityriasis rubra. Il est inutile d'y insister. Je me bornerai à faire remarquer que le tableau morbide qu'il en trace diffère complètement des autres érythrodermies que nous avons mentionnées. La longue durée du pityriasis rubra chronique, son début lent, insidieux, apyrétique, son évolution si spéciale et progressive vers une terminaison fatale, la petitesse relative des squames, l'infiltration moindre des téguments, l'intégrité des phanères pendant toute la période, souvent fort longue, où l'état général se maintient satisfaisant, tous ces caractères majeurs le distinguent nettement des dermatites exfoliatives telles que nous les comprenons.

5° *Pityriasis rubra subaigu ou bénin.* — Nous nous demandons enfin, mais sans pouvoir être affirmatifs à cet égard, car nous ne possédons pas de documents assez précis et assez nombreux sur ce point, s'il ne faudrait pas admettre l'existence d'une cinquième forme morbide, le pityriasis rubra subaigu ou bénin, sur lequel nous avons déjà publié, en 1884, un court aperçu d'après une observation que nous avait remise notre excellent et très honoré maître, M. le docteur E. Vidal. Cette cinquième variété d'érythrodermie essentielle se distinguerait des dermatites exfoliatives par sa desquamation plus fine, par l'intégrité des phanères, par la conservation du bon état général, et du pityriasis rubra chronique par sa courte durée et sa bénignité. On peut donc se demander si l'on ne devrait pas la considérer comme la forme bénigne du type de Hebra, ou bien comme une forme avortée de dermatite exfoliative.

Mais, nous ne saurions trop le répéter en terminant cette courte note, ce ne sont là que de simples jalons. Pour arriver à élucider cette obscure question des érythrodermies exfoliatives, il faut désormais recueillir les documents avec la dernière minutie, prendre la température, analyser les urines, les squames, noter les diverses phases de la maladie, le degré de rougeur et d'infiltration des téguments, la grandeur et la forme des squames, l'état des phanères, de la sensibilité, des ganglions, les complications diverses, l'évolution de la maladie, les rechutes, les récidives ; on devra, quand on le pourra, pratiquer la biopsie et faire l'examen histologique, etc... Ce ne sera que lorsqu'on possédera un certain nombre de documents ainsi recueillis que l'on pourra établir des groupes bien définis et faire une œuvre durable.

1952. — Paris. Typographie Gaston Née, rue Cassette, 1.

www.ingramcontent.com/pod-product-compliance
Lightning Source LLC
LaVergne TN
LVHW020903200726
843508LV00003B/1308